Todo lo que siempre has querido saber sobre

# Ho'oponopono

Jean Graciet

*Prólogo de*
*Maria-Elisa Hurtado-Graciet*

# Todo lo que siempre has querido saber sobre Ho'oponopono

EDICIONES OBELISCO

Si este libro le ha interesado y desea que le mantengamos informado de nuestras publicaciones, escríbanos indicándonos qué temas son de su interés (Astrología, Autoayuda, Ciencias Ocultas, Artes Marciales, Naturismo, Espiritualidad, Tradición…) y gustosamente le complaceremos.

Puede consultar nuestro catálogo en www.edicionesobelisco.com

**Colección Nueva conciencia**
Todo lo que siempre has querido saber sobre Ho'oponopono
*Jean Graciet*

1.ª edición: marzo de 2022

Título original: *Tout ce que vous avez toujours voulu savoir sur Ho'oponopono*
Traducción: *Pilar Guerrero*
Maquetación: *Marga Benavides*
Corrección: *TsEdi, Teleservicios Editoriales, S. L.*
Diseño de cubierta: *Isabel Estrada*



Edita: Ediciones Obelisco, S. L.
Collita, 23-25 Pol. Ind. Molí de la Bastida
08191 Rubí - Barcelona - España
Tel. 93 309 85 25
E-mail: info@edicionesobelisco.com

ISBN: 978-84-9111-828-2
Depósito Legal: B-2.749-2022

Impreso en ANMAN, Gràfiques del Vallès, S. L.
c/ Llobateres, 16-18, Tallers 7 - Nau 10. Polígono Industrial Santiga.
08210 - Barberà del Vallès - Barcelona

*Printed in Spain*

*En la actualidad, los discursos sobre Ho'oponopono difieren a menudo unos de otros. ¿Cómo saber si un discurso es auténtico o no?*

Plegaria de MORRNAH SIMEONA

# Prólogo

Querida lectora, querido lector:
Hemos escrito diversas obras sobre Ho'oponopono y durante años hemos transmitido esta enseñanza y nuestra forma de practicarla a través de conferencias y cursillos. Durante todos estos años hasta el momento actual, hemos recibido numerosos mensajes pidiéndonos precisiones y aclaraciones sobre la forma de proceder.

Aún veo a mi marido, Jean, responder pacientemente, día tras día, a cada una de las preguntas que nos llegaban. Eran interrogantes surgidos de personas que acababan de descubrir Ho'oponopono y que empezaban a ponerlo en práctica, incluso de aquellos que, al cabo de un cierto tiempo, no conseguían los resultados que esperaban. ¡Las famosas expectativas! Son muy difíciles de evitar ¿verdad?

Tengo que reconocer que admiraba su paciencia y su buena disposición al verlo responder a todas esas preguntas a menudo alejadas del propósito primero, de la sustancia Ho'oponopono. Me preguntaba: «¿Pero cómo puede "perder" tanto tiempo respondiendo a esas cosas?». Sí, aún tenía la creencia de que se podía «perder el tiempo». Poco a poco comprendí que lo único que estaba haciendo mi marido era poner en práctica ese arte de vivir, porque si hay alguna palabra que pueda resumir el Ho'oponopono perfectamente, esa palabra es «indulgencia».

En realidad, cuando respondía a alguna pregunta, no estaba respondiéndola a alguien, a nadie externo a él, sino que se respondía a sí mismo. Lo hacía a conciencia, sabiendo que su respuesta lo haría crecer en amor.

Sabemos que todos aprendemos de manera natural a través del ejemplo, y de ese modo, gracias a Jean, yo aprendí las virtudes de la paciencia y la perseverancia. Y es que ¿acaso la verdadera función de las relaciones humanas no es ayudarnos a crecer? Todos acabamos siendo «maestros» de alguien. Comprender esto es toda una bendición.

Observemos a nuestro alrededor a cada miembro de nuestra familia, nuestros padres, nuestros hijos, nuestros hermanos y primos, nuestros vecinos, los compañeros de trabajo, los amigos e incluso los dirigentes. Cada ser que encontramos puede convertirse en un «maestro». Todo lo que nos llega –y digo bien, *todo*– es una maravillosa oportunidad de evolución para conocernos mejor, para curar viejas heridas y para desvelar nuestros tesoros escondidos.

Si quieres profundizar en la práctica del Ho'oponopono o si tienes dudas o dificultades sobre la forma correcta de proceder, este libro estará ahí para ayudarte. Sólo puedo animarte a ponerlo en práctica, día tras día, momento a momento, con paciencia y perseverancia.

Y sobre todo, relájate y tranquilízate: «Sí, lo estás haciendo bien».

Porque, en realidad, no hay que «hacer» nada sino más bien «deshacer»: deshacer las viejas memorias del pasado que son como piedras en el corazón y nos impiden brillar con luz propia.

La clave de Ho'oponopono es muy sencilla, se encuentra en su propio nombre, «PONO», que significa «indulgencia».

Constatamos cómo, poco a poco, adoptando esta actitud de indulgencia frente a nosotros mismos y frente a los demás, permitimos a esta energía de amor que disuelva el muro de separación en el que nos creemos encerrados. Ése es el «perdón» que nos enseña Ho'oponopono.

Podemos constatar, finalmente, que todo es un sueño y que no hay nada que perdonar.

Maria-Elisa **Hurtado-Graciet**

Todas las respuestas sobre

# Ho'oponopono

Ho'oponopono entró en nuestra vida a principios del año 2006 por una feliz «coincidencia» en forma de e-mail desde Canadá, dirigido a mi mujer, que contenía una carta de Joe Vitale, famoso tras su participación en la célebre película *El Secreto*. En dicha carta, relativamente corta pero apasionada, daba cuenta de su extraordinario descubrimiento del Ho'oponopono, explicado por el Dr. Ihaleakala Hew Len, y como a él, a nosotros nos afectó y nos sentimos inmediatamente seducidos por ese maravilloso mensaje venido de Hawái. Eso fue para nosotros el inicio de una larga y apasionada búsqueda con el fin de aprenderlo todo sobre esa filosofía o práctica espiritual.

En 2007, mi mujer, Maria-Elisa, fue a su primera conferencia sobre Ho'oponopono, y en 2010, nos animamos a participar en nuestro primer cursillo. Después de eso, esta filosofía hawaiana nos ha intrigado, sorprendido, incluso en ocasiones irritado, como suele ocurrir con todo el que la descubre. Es cierto que sus principios básicos resultan tan «incómodos» para nuestro modo de vida occidental que inevitablemente suscitan interrogantes de todos los colores.

De ese modo, al hilo de conferencias, cursillos y libros que nosotros mismos hemos escrito al respecto, nos han ido llegando muchísimas preguntas, miles de ellas. Mi mujer y yo siempre respondemos con mucho gusto, debo decirlo.

En realidad, lejos de ser un incordio, para nosotros ha sido un placer porque, como siempre he puesto de manifiesto, responder a todas las preguntas me obligaba a profundizar en mis conocimientos, a rebuscar dentro de mí lo que aún no había visto, sentido o comprendido de esta filosofía.

Doy fe de que en cada respuesta que he dado ha habido como una puesta a punto o una aclaración que me doy a mí mismo, para empezar. Cada respuesta es tanto un regalo para mí como para los demás.

Cierto es lo que enseña Ho'oponopono cuando nos dice que el entorno no es más que un espejo que nos devuelve lo que ya está dentro de nosotros. Por eso agradezco infinitamente a todos los que se han tomado la molestia de escribirnos e interrogarnos.

Por consiguiente, he decidido ahora reunir y publicar todas las respuestas dadas a las numerosas preguntas que se me han hecho a lo largo de todos estos años. Creo que eso podría aportar otra visión, arrojar una luz diferente sobre Ho'oponopono, más profunda y más viva.

## ¿Qué significa la palabra Ho'oponopono?

*Ho'oponopono* es un término hawaiano que se compone de dos palabras:

- ***Ho'o*** significa empezar, iniciar una acción que es la causa.
- ***Pono*** quiere decir indulgencia, bondad, buena voluntad, rectitud, honestidad, integridad, pureza, ética, corrección, perfección.

El sentido de la palabra *pono* es una de las bases de la cultura y la filosofía hawaiana, porque «vivir pono» es vivir «alineado», «centrado», «en equilibrio», «en el perdón» y en un estado de «pureza interior» lo más perfecto posible.

En el nombre *Ho'oponopono*, *pono* se repite dos veces para subrayar la importancia de su sentido.

*Ho'oponopono quiere decir «poner en orden», «corregir», «armonizar», «limpiar», es actuar correctamente en el sentido del perdón para conseguir la paz.*

De este modo, la práctica de Ho'oponopono permite a cada cual llegar a ser pono. De hecho, una buena actitud sería preguntarnos a nosotros mismos, en todo momento, en nuestras relaciones con los demás y en relación con nuestros actos: «¿He sido *pono* cuando he dicho o he hecho tal cosa?».

## ¿Hay alguna relación entre las palabras **Huna** y **Ho'oponopono**, a menudo juntas?

*Huna* y *Ho'oponopono* no son la misma cosa y no deben confundirse.

- ***Huna*** es una palabra hawaiana que fue utilizada por primera vez por el etnólogo Max Freedom Long, en 1936, para reunir y describir el conjunto de tradiciones hawaianas, de las cuales forma parte el Ho'oponopono. El uso de la palabra *huna* es, por tanto, reciente.

  Cabe decir que Max Freedom Long ha creado cierta controversia en el seno de la tradición hawaiana, que consideraba que el concepto *huna* no era verdaderamente hawaiano. Entre esos expertos detractores se encuentran Charles Kenn, un erudito hawaiano, y la escritora Pali Jae Lee, autora de *Ho'oponopono*.

- ***Ho'oponopono*** es un término que nació hace siglos y ha impregnado numerosas generaciones que lo han transmitido oralmente hasta nosotros. Lo hicieron porque era su manera de vivir y porque se esforzaban por vivir *pono*, esto es, en el perdón y la paz.

## ¿Cuál es la diferencia entre el Ho'oponopono tradicional hawaiano y el que se transmite en Europa?

Realmente hay una gran diferencia –particularmente en la manera de practicarlo– entre el Ho'oponopono de la tradición hawaiana y el que enseñamos los europeos, que nos ha sido transmitido por Morrnah Simeona.

Ho'oponopono ha sido transmitido oralmente durante siglos, de generación en generación. Estaba en el origen de un ritual de perdón y reconciliación para ayudar a restablecer la paz con uno mismo y, al mismo tiempo, la armonía en las relaciones sociales, ya sea en el seno de la familia o de la comunidad, aportando calma y restableciendo el equilibrio mediante el perdón mutuo.

Veamos cómo los tradicionalistas hawaianos practicaban y practican todavía Ho'oponopono. Cuando hay problemas relacionales graves o aparecen conflictos importantes en el seno de una familia o una comunidad, las personas afectadas se reúnen bajo la dirección de un chamán, un sacerdote sanador llamado *kahuna la'au lapa'au*. También puede tratarse de una persona respetable y cualificada, designada por el conjunto de participantes. El objetivo de la ceremonia es:

- **Reconciliarse**
- **Limar asperezas**
- **Corregir actitudes**
- **Armonizar** las relaciones para devolver la paz

Dicha ceremonia puede durar desde unas horas hasta varios días. El problema se expone, formulado por cada una de las personas presentes y afectadas. Después se exige un tiempo de silencio a fin de meditar sobre lo expuesto y permitir a cada cual reflexionar sobre su propia responsabilidad. Finalmente, llega el momento álgido con las oraciones, en las que cada cual pide a la divinidad que lleva dentro que corte los lazos que lo unen al problema presente.

Este proceso se repite hasta el momento en que el perdón libera a todos los presentes, en especial a los protagonistas del desacuerdo.

Se comprende perfectamente que la finalidad de este proceso es restaurar a través del perdón la paz en la comunidad, en la familia y, sobre todo, en el corazón de cada individuo.

A partir de 1976, Ho'oponopono se transforma y moderniza con el impulso de Morrnah Nalamaku Simeona para poder ser practicado en el mundo occidental.

Morrnah era una chamana *Kahuna lapa'au* (sanadora con plantas). Fue la iniciadora de la modernización y la adaptación a la cultura europea de la práctica de Ho'oponopono. El nuevo procedimiento fue más individual para permitir a todo el mundo practicar Ho'oponopono solo, sin la participación de un grupo y sin el liderazgo de un chamán ni la necesidad de seguir un ritual establecido.

Puede practicarse en cualquier momento, sin importar dónde. Cabe señalar que esta chamana hawaiana, de tradición cristiana, estaba muy influida por el budismo. Pero el núcleo central de su enseñanza se centra en la práctica del perdón, vinculando su propia religión con el Ho'oponopono tradicional.

Morrnah Simeona construyó sus enseñanzas a partir de los siguientes principios básicos:

- La realidad física es una **creación** de nuestro pensamiento.
- **Un pensamiento de resentimiento e ira** creará una realidad de resentimiento e ira.
- **Un pensamiento justo e indulgente** creará una realidad justa e indulgente.
- Somos **responsables al cien por cien** de nuestra realidad.
- Todo está **en el interior**, nada está en el exterior.
- **La paz** empieza en uno mismo.

Según las enseñanzas de Morrnah, sin paz interior es imposible la paz exterior. Para estar en paz, es importante desarrollar la buena voluntad, la sabiduría, un corazón puro y vivir en el espíritu del perdón. El desarrollo de dichas virtudes resulta esencial para la felicidad cotidiana.

El discípulo más célebre de Morrnah ha sido el Dr. Len, que ha seguido y sigue transmitiendo sus enseñanzas, insistiendo en el hecho de limpiar nuestra memoria, dado que todo procede de ella.

Merece la pena señalar que Morrnah no utilizaba ningún mantra, como tampoco lo usan los hawaianos tradicionalistas. De hecho, estaba en contra de este procedimiento. Ella lo practicaba mediante oraciones, como lo hacían los antiguos. Pero el Dr. Len simplificó esta práctica dirigiéndose a su niño interior y a su yo superior mediante frases cortas. Después, Joe Vitale, que descubrió al Dr. Len –y a su vez al Ho'oponopono–, lo simplificó más aún, reduciendo la fórmula a un mantra de cuatro frases: «lo siento, perdona, gracias, te quiero», que nosotros también hemos adoptado. Por lo tanto, a través de Joe Vitale principalmente, estas cuatro palabras se han convertido en símbolos de Ho'oponopono, aunque en realidad no tengan nada que ver con la práctica tradicional ni con las enseñanzas de Morrnah Simeona.

Algunos califican estas palabras como «sabiduría» o como «palabras mágicas». Por qué no, claro, pero los antiguos hawaianos se quedarían asombrados, apenados e incluso enfadados si vieran nuestra forma de practicar Ho'oponopono. Sería comprensible, porque este mantra nada tiene que ver con su tradición secular. No obstante, hay que reconocer que esas palabras están cargadas de una hermosa energía y la experiencia nos demuestra su eficacia real y palpable. Pero, sin duda, no pertenecen a la práctica tradicional del Ho'oponopono.

## ¿Qué significa ser «cien por cien responsables» de nuestra realidad?

*Desencadenamos todo lo que nos pasa en la vida sin darnos cuenta, porque las memorias, las creencias, los pensamientos, nos guían de manera inconsciente y lo atraen todo a nuestra vida en función de su naturaleza.*

Todos llevamos dentro memorias almacenadas durante mucho tiempo. Esas memorias nacen de nuestra experiencia, de nuestra vida intrauterina, de nuestros ancestros y de nuestras vidas pasadas. Podemos llegar a decir que algunas vienen desde el principio de la Creación.

De ese modo, somos responsables de las memorias que se expresan en nuestra vida y se manifiestan en forma de problemas, dificultades, enfermedades, encuentros y también de acontecimientos felices. Todo ello representa oportunidades que nos recuerdan que seguimos teniendo memorias por limpiar, memorias imperfectas, memorias que son, como a menudo creemos, «positivas» o «negativas».

Asumir el cien por cien de la responsabilidad de todo lo que pasa a nuestro alrededor es reconocer que el origen de nuestras emociones, de nuestros miedos, no está en el exterior, sino dentro de nosotros mismos, en términos de creencias y valores. De hecho, nuestro entorno no es más que el reflejo de lo que llevamos por dentro, es decir, de nuestras creencias, nuestras memorias, nuestras emociones.

Morrnah Simeona decía que la realidad física es una creación del pensamiento y que los pensamientos nacen de las memorias o programas inconscientes. Eso significa que estamos destinados a responsabilizarnos del cien por cien de todo lo que nos pase, y yo añadiría que debemos responsabilizarnos de todo lo que perciben nuestros cinco sentidos, toda nuestra realidad física. Eso quiere decir que todo está en el interior de uno mismo, que nada existe realmente externo a nosotros.

## Si somos responsables de todo al cien por cien, ¿cómo entender un accidente de coche?

Evidentemente, en el caso de un accidente de coche, las reglas sociales nos obligan a compartir responsabilidades, lo cual satisface plenamente el ego. El ego es lo opuesto al amor porque se alimenta de miedos; por eso no puede existir más que en las confrontaciones y la separación. El ego se encarga siempre de encontrar un culpable y una víctima, para todo. Vivir el momento presente y la unidad no le conviene al ego porque entonces deja de existir.

Pero, en la realidad, esto es, en otro plano de consciencia, ¿existen culpables y víctimas?

La realidad es que somos responsables al cien por cien de las cosas y que cada protagonista de un accidente de coche es cien por cien responsable de la experiencia que está viviendo.

> *La responsabilidad no se comparte. Cada cual es responsable de lo que le pasa y de todo lo que ello comporta.*

El «otro» es el instrumento de nuestro inconsciente, podríamos decir que es el escogido de nuestro inconsciente para que el accidente tenga lugar en tal sitio, en tal momento. Y, lo que es más, ese accidente nos llega para hacernos comprender alguna cosa, para cambiar un elemento de nuestra vida. Es el lenguaje del inconsciente o… del alma. Asimismo, podríamos decir que nuestras memorias han provocado el accidente.

Tienen, por tanto, un sentido profundo para nosotros. Forman parte de las experiencias que jalonan nuestra vida, experiencias felices o dramáticas, que llegan en un momento preciso para ayudarnos a evolucionar espiritualmente.

«El otro», ese que no se paró en el stop o que se saltó el semáforo en rojo, no parece servir para nada, sólo como instrumento de nuestro destino. Pero para él también tiene sentido el accidente, como lo tiene para nosotros, un sentido preciso para su propia historia y su evolución personal, para ayudarlo en su evolución.

Admito que comprender este extremo es difícil, sin embargo creo que es la única vía de acceso a la libertad y a la paz porque nos arranca del eterno papel de víctima y nos devuelve el poder y la libertad.

## ¿Qué sentido tiene un accidente fatal y cómo aceptarlo?

Cada cual es responsable de lo que le pase. En realidad, hemos escogido vivir nuestras propias experiencias porque son necesarias para que evolucionemos. De hecho, son cuidadosamente escogidas bastante antes de nuestra llegada al mundo en esta reencarnación.

En un momento dado, el alma decide abandonar el cuerpo escogiendo el momento y el lugar, porque ella sabe cuándo llega el momento. La muerte no es el fin sino el paso de la vida material a otra. Para el alma es una liberación, aunque sea un drama para los que se quedan. Lamentamos la pérdida del ser que deja de estar físicamente presente, pero que continúa viviendo en otro plano de existencia, y eso debe liberarnos y traernos alegría y paz. La desaparición de un ser querido –y con mayor motivo la de un niño– constituye una gran lección que debe aprenderse. De eso no somos responsables ni mucho menos culpables y tenemos todo el derecho a estar tristes… momentáneamente.

Esto es difícil, lo comprendo. Hay que admitir que todo se decide en otro plano que ahora no nos es accesible. Por tanto, hay que empezar por aceptar que no podemos comprenderlo todo. Somos enteramente responsables de todo lo que nos pasa, es decir, de todas nuestras experiencias, felices o tristes, y la muerte física es una experiencia más. Nada externo a nosotros, nadie, decide el momento en que debemos dejar nuestro cuerpo.

Cuando pensemos en una persona fallecida, esforcémonos por alejar todo sentimiento de tristeza, de desazón, de pena, para dejar espacio al amor.

La práctica del Ho'oponopono puede ayudarnos mucho en este sentido. Nos ayuda a ser sin esperar, en la aceptación y, gracias a la energía del perdón, a estar más y más en paz.

## ¿Cómo admitir que un niño maltratado sea responsable de lo que los adultos irresponsables le hacen?

Aceptar la responsabilidad de la propia vida no es algo que todo el mundo acepte de buenas a primeras, y si ya es harto difícil en adultos, cuando se trata de niños la cosa es mucho más compleja.

Partamos de la base de que nosotros razonamos con la mente, y si la mente (o el ego) puede llegar a admitir que un adulto deba responsabilizarse de su vida, no podrá entender a un niño sino como alguien vulnerable, frágil e incapaz de defenderse. Ni pensar ya en endosarle responsabilidad alguna sobre lo que le pase en la vida, particularmente los sufrimientos que padezca.

La mente cree que la realidad es lo que nos estimula a través de alguno de nuestros cinco sentidos, pero todos sabemos que la percepción está falseada por los filtros del pensamiento, las creencias y las memorias. La realidad de la mente es lo que ve o lo que cree que está viendo. Pero *la realidad* es diferente. Lo que sí sabemos es que, tanto de niños como de adultos, no solamente somos el cuerpo físico, el pensamiento o las emociones; ante todo somos seres espirituales venidos a vivir experiencias en esta encarnación.

*«No somos seres humanos viviendo una experiencia espiritual, sino seres espirituales viviendo una experiencia humana».*

*Pierre Teilhard de Chardin*

Las memorias crean nuestro entorno y cuando pasa algo nunca es por azar. Dichas memorias se reactivan sin cesar, sea cual sea nuestra edad. Crean todas las situaciones de las que somos actores o testigos, las cuales nos afectan emocionalmente. Esas situaciones son experiencias en las que somos tanto «víctimas» como «culpables», y nuestra alma necesita vivirlas para **su propia evolución espiritual**.

Así pues, es en este nivel de consciencia donde podemos comprender todas nuestras «experiencias», dolorosas o no, y liberarnos de las emociones sentidas a través del perdón.

Para la mente, el perdón suele ser inaceptable. Para el alma, que es nuestra auténtica realidad, el perdón es obvio porque a este nivel no hay víctimas ni culpables.

Si estás en presencia de un niño que ha sufrido una experiencia dolorosa, lo primero que hay que hacer –además de socorrerlo y protegerlo, evidentemente– es limpiar, liberarse de la emoción sentida. Libérate de toda emoción porque mientras seas prisionero de las emociones no podrás ayudarlo. Puedes estar seguro de que si la paz se instala en ti, recaerá también en el pequeño. Mira, a través de ese niño, el alma luminosa que es en realidad y que acaba de vivir una dura prueba. Entonces, humilde y sinceramente, en silencio, pídele perdón. Sin juzgar quienquiera que sea, sino completamente inmerso en el perdón.

Ahora comprendes que, dado que eres testigo de esa situación, te concierne a ti también y por lo tanto te corresponde hacer limpieza de ella. Te toca responsabilizarte de lo que has visto, oído y, sobre todo, sentido. A ti te toca decir:

«Lo siento, no sabía que llevase dentro la memoria de un niño maltratado, te pido perdón, a ti, mi niño interior, y a ti, alma mía, y también te pido perdón a ti (el niño maltratado cuya alma puedes ver), gracias por darme la oportunidad de limpiar esas memorias; te quiero».

Eso es lo que debes hacer antes de nada. Obviamente, no le vas a explicar a ese niño que él es responsable de su situación, lo cual sería absolutamente destructor. No hay nada que explicarle al niño. Sólo hay que consolarlo y hacerle saber que es amado. Sus propias memorias se han activado para hacerle vivir esa experiencia que acaba de tener, pero no hay necesidad alguna de explicarle nada. Ya está bastante traumatizado y no vamos a echar leña al fuego. Hay que socorrerlo, consolarlo lo mejor posible y seguir limpiando tus propias memorias sinceramente, con todo el amor posible. Eso es Ho'oponopono: todo empieza por uno mismo.

## El Dr. Len dice que los demás no existen. ¿Qué significa eso?

En efecto, el Dr. Len dice eso porque considera que los demás, incluso todo el entorno, son una creación de nuestras memorias y que, en realidad, el mundo que nos rodea es una mera creación nuestra, como un espejo que refleja una imagen activada por nuestras memorias.

*Creamos nuestro entorno en cada momento gracias a nuestras memorias, que están en actividad permanente.*

Los otros se presentan en nuestra vida para sostenernos el espejo, nos muestran el reflejo de lo que somos –en términos de creencias, de valores y de memorias–. Su papel es mostrarnos lo que debemos cambiar y mejorar. Si vemos en otra persona agresividad, es que la agresividad está en nosotros y debemos limpiar esa vieja memoria que se ha reactivado. A medida que efectuemos el trabajo de limpieza, percibiremos que nuestra propia agresividad va disminuyendo y deja paso a más y más paz.

Hay algo mágico en todos los encuentros que jalonan nuestra vida. Cada persona que se conoce juega un papel especial en la obra de teatro que representa nuestro paso por este mundo. Somos, al mismo tiempo, directores, escenógrafos y protagonistas de nuestra obra. Los roles se han distribuido con mucha antelación y cabe destacar que cada actor se sabe su papel a la perfección.

Los «otros» existen para nosotros en tanto que son actores que nos dan la pauta cuando la necesitamos.

Lo que se transforma en nosotros emerge también de los demás. No hay que olvidar que la gente, toda la que nos vamos encontrando en el camino, son oportunidades para nosotros.

El objetivo de su presencia es enseñarnos, mostrarnos aquello de nosotros que no está bien, lo que necesita ser corregido. En ese sentido, creo que se puede decir que la gente que vamos conociendo –y más particularmente nuestro entorno cercano– son nuestros mayores «maestros». Son un regalo para nosotros… a pesar de las apariencias.

No olvidemos que cuando limpiamos, lo que se borra en nosotros también se borra en las personas que nos rodean. Estamos unidos, conectados, y pasan cosas muy sorprendentes cuando hacemos limpieza. A medida que cambiamos, todo cambia, porque los demás son solamente **nuestro reflejo o la expresión de nuestras memorias.**

## ¿De dónde vienen nuestras memorias?

Las memorias pueden provenir de nuestra más tierna infancia, de la adolescencia, de nuestra educación, del período de vida intrauterina, de nuestros padres y ancestros, de nuestras experiencias en vidas pasadas. Para los hawaianos, proceden normalmente de los ancestros.

El estudio de la psicogenealogía nos permite verificar que las memorias circulan de generación en generación y se repiten en nuestra vida, expresándose en forma de accidentes, acontecimientos felices o dramáticos, enfermedades y encuentros entre personas. El objetivo de la hipnosis –de forma particular el de la hipnosis cuántica o regresiva– es justamente llegar a los acontecimientos traumáticos o a experiencias vitales difíciles del pasado o de vidas anteriores, que se relacionan con síntomas o problemáticas de la vida actual. El arte del hipnólogo está en ayudar a la persona, gracias al perdón, a deshacerse de sus memorias bloqueantes, escondidas en el subconsciente. A este nivel suele hablarse de memorias kármicas.

*Las memorias son programas inconscientes creados a partir de experiencias vividas en el pasado y luego almacenadas en el subconsciente, al que los hawaianos llaman Unihipili o «niño interior».*

## ¿Qué es una «memoria errónea»?

El Dr. Len y Morrnah Simeona nunca han hablado de «memorias erróneas», sino simplemente de «memorias». La práctica de Ho'oponopono consiste en limpiar memorias, todas las memorias, sin calificarlas como buenas o malas. Todo lo que pasa en nuestra vida proviene de una memoria, pero como no sabemos lo que es bueno o malo para nuestra propia evolución espiritual, las limpiamos todas.

Decir que hay memorias erróneas, limitantes o negativas deja suponer que hay memorias buenas. Pero la realidad es que no hay memorias ni buenas ni malas, solamente hay memorias.

A veces se oye a gente decir que hay que conservar las memorias buenas con el pretexto de que nos hacen bien, que nos proporcionan una sensación agradable; lo cierto es que interviene nuestra mente para hacernos confundir placer y felicidad, aunque sean dos opciones muy diferentes.

- **El placer** depende del exterior y puede venir a través de infinidad de cosas pequeñas que satisfacen enormemente al ego.
- **La felicidad** es más profunda porque viene del interior. Puede ser el objetivo de toda una vida y sólo se consigue tras un largo camino de práctica del perdón, del amor y de la paz interior. Éste es el camino que nos propone el Ho'oponopono.

Nuestras memorias son, pues, «programas» inconscientes que nos impiden ser nosotros mismos. Por consiguiente, conviene limpiarlas sin cesar sin saber que cada memoria será transmutada. Un alquimista transmuta el plomo en oro. La limpieza no borra las memorias, pero las transmuta en un estado de paz y amor.

*Para Morrnah, el principal objetivo de Ho'oponopono es estar en paz para poder descubrir lo que en realidad somos. Son nuestros miedos, nuestras zonas oscuras, nuestras memorias, las que nos impiden descubrir el ser de luz que somos realmente. Por eso debemos limpiarlas.*

## ¿Por qué se emplea la palabra «limpiar»?

El término «limpiar» puede sorprender cuando se descubre Ho'oponopono por primera vez. En las primeras traducciones de los textos que encontramos que nos permitieron empezar a aprender Ho'oponopono, utilizamos *limpiar* en español y *to clean* en inglés. Así, la palabra *limpiar*, y más en concreto *limpiar los recuerdos*, se ha mantenido.

Eso significa que estamos dispuestos a aceptar cualquier situación, cualquier acontecimiento que se nos ponga por delante, porque sabemos que en su origen siempre hay una memoria.

Por lo tanto, tenemos que estar preparados para pedirle a nuestro niño interior (*Unihipili*) que se desenganche de la memoria que ha creado la situación, y luego a nuestro yo superior que confíe dicha memoria a nuestra divinidad interior para que sea transmutada en amor. Para ello diremos:

**«Lo siento porque no lo sabía, por favor, perdóname por lo que quiera que haya dentro de mí que haya atraído esto y te agradezco que me hayas mostrado lo que llevo dentro, te quiero».**

Es importante empezar con estas palabras, porque contienen una carga simbólica muy potente (lo siento, perdón, gracias, te quiero), pero, poco a poco, la inspiración te evocará otras palabras, personalizadas, como herramientas de limpieza, palabras únicamente tuyas, que te crees y te sirvan exclusivamente a ti.

Sin embargo, las palabras no son lo más importante, sino la intención que ponemos en ellas. Limpiar es una petición que dirigimos a la divinidad que todos solemos llevar dentro para que los errores del pasado sean corregidos. Para nosotros es la oportunidad de desactivar esos programas inconscientes.

*Hay que tener claro que limpiar no es borrar ni hacer desaparecer, sino cambiar, transformar e incluso transmutar. Limpiar es liberarse de las memorias que nos dirigen, nos aprisionan, nos limitan, transmutándolas en amor para llegar a un estado de paz y libertad.*

La práctica de Ho'oponopono nos enseña a no identificarnos con nuestras memorias. Nosotros no somos nuestras memorias y precisamente limpiándolas, día tras día, se restablece la conexión con el ser espiritual que somos realmente. Limpiar es elevar el estado de consciencia.

## ¿Qué significa no tener memorias?

No tener memorias significa estar totalmente liberado y en estado de serenidad. Se podría decir con justicia que limpiar las memorias es la misión esencial de cada ser humano en su encarnación; eso permite liberarse totalmente de las creencias y de los miedos para transmutarlos en amor y descubrir el ser de luz que se es.

Las memorias o programas del pasado son los datos de nuestro disco duro en el que rebusca la mente para saber cómo actuar. No tener memorias es, por lo tanto, privar a la mente de todo recuerdo del pasado (y del futuro) para permitirnos vivir el instante presente, el momento «cero» o estado de «vacío» del que habla el Dr. Len en una entrevista con Rita Montgomery y el Dr. Rick Moss:

> «No tener memorias significa ser libre. Se es absolutamente libre cuando ya no hay memorias. Sólo así es posible la libertad. Lo cierto es que yo emplearía otra palabra, yo diría *claridad*, entendida como vivir "sin un plan construido sobre las memorias" y "sin memorias que reproduzcan en el subconsciente lo que se está experimentando". Eso significaría que se ha alcanzado el estado "cero", o lo que Cristo llamaba "construir sobre una roca". Sólo sobre dicho fundamento se puede construir alguna cosa de donde salga la inspiración.
>
> »Es entonces cuando te impulsas gracias a una información exacta».

## ¿Cómo saber qué memorias estamos limpiando?

Cuando se limpian memorias sin cesar, no sabemos qué memorias están siendo afectadas en cada momento. Cuando aparece un problema preciso, sí sabemos que estamos limpiando las memorias que tienen que ver con él, pero tampoco se puede decir que sepamos lo que sucede exactamente. Las memorias están tan conectadas entre ellas que cuando una se limpia, aparecen otras inmediatamente. Lo cierto es que no importa saber qué memoria se ha limpiado. Lo verdaderamente importante es deshacerse de ella o, más exactamente, pedirle a nuestro subconsciente (o niño interior) que suelte esas memorias y las encomiende al yo superior, en el que confiamos plenamente.

## ¿Cómo no borrar una memoria «buena»?

Es el ego el que nos empuja a juzgar lo que es bueno y lo que es malo para nosotros, pero en realidad no lo sabe porque no es su papel saberlo.

¿Cuál es el objetivo de limpiar las memorias? Conseguir el «estado cero», como dice el Dr. Len, estar en paz y serenidad, y descubrir quiénes somos. En este nivel nada más importa, no existe ninguna otra cosa, nada es bueno ni malo, nada es correcto o incorrecto. Es la libertad en toda la extensión de la palabra, la paz, la felicidad perfecta. No hay nada mejor para nosotros.

La divinidad nos llevará siempre a lo perfecto, justo y correcto para nosotros, es decir, a la experiencia que nos toca vivir.

Una experiencia puede ser feliz y, al mismo tiempo, comportar miedos y sufrimientos futuros; de igual modo, una experiencia desgraciada, una vez vivida, puede ser la puerta hacia un futuro brillante. Lo que verdaderamente importa es vivir cada experiencia plenamente, estando siempre lo más cerca y lo más conectado posible al yo superior, porque es él quien hará la magnífica tarea de limpieza, junto con nuestra divinidad interior. El único objetivo es ser libres y estar en paz.

*Dejemos lo bueno y lo malo. Toda memoria conduce a vivir una experiencia y cada experiencia es útil para nuestra propia evolución espiritual.*

## ¿Hay algún método específico para limpiar las memorias?

¡Limpiar es fácil! Al principio de la práctica, parece muy importante repetir, como si fuera un mantra, las cuatro palabras o las frases cortas: «Lo siento, perdón, gracias, te quiero», o sencillamente «te quiero» o «gracias».

Al decir esas palabras, es fundamental ser consciente de que estamos tomando plena responsabilidad sobre lo que nos llegue. Es el principio básico del Ho'oponopono y es absolutamente esencial.

Por tanto, podemos decir estas cuatro palabras como si fuera un mantra o bien como si fuera una oración, dirigida a nuestro niño interior y a nuestro yo superior:

Morrnah Simeona no usaba ninguna clase de mantras. Las cuatro palabras que citamos le eran totalmente desconocidas, como a todos los tradicionalistas hawaianos. También podemos recitar la oración que ella usaba frecuentemente. Es una plegaria muy poderosa (*véase* pág. 89).

*«Lo siento porque no sabía que guardaba estas memorias en mí, asumo toda la responsabilidad y ahora decido hacer limpieza. Te pido perdón por lo que hay en mí que ha creado esto, te agradezco haber hecho esto por mí, te quiero».*

## ¿Hay que practicar Ho'oponopono todo el tiempo?

No se practica Ho'oponopono sólo ante la emergencia de un problema, porque ésta no es una técnica, un método o una herramienta, como a veces se oye decir.

*Ho'oponopono es, ante todo, un arte de vivir que nos invita a mirar a los demás y al mundo con bondad, desde el perdón y el amor, por eso debe practicarse en todo momento.*

Debemos limpiar continuamente por todo lo que ha pasado y está pasando. Debemos hacerlo por toda situación del pasado, del presente y del futuro. Tenemos que hacerlo para toda idea, todo pensamiento, todo deseo, por todo proyecto en marcha, por cualquier pregunta que se nos haga, ya que todo ello es una creación de nuestras memorias. En el origen de toda situación, de todo encuentro, se encuentra una memoria.

- Cuando vamos al volante del coche o en el autobús para ir al trabajo, podemos aprovechar ese rato para recitar lentamente el mantra, en voz baja o en silencio. Lo que importa es decirlo con plena consciencia. Durante el trayecto, limpiamos cada pensamiento que nos venga a la mente sobre trabajo, familia o lo que sea.
- Tan pronto como nos encontremos en una situación cargada de emociones, delante de la televisión por ejemplo, en vez de caer en el juicio y la crítica, limpiemos.

Tenemos que limpiar en cada oportunidad y, lo que es más importante, sin esperar un resultado concreto.

La repetición de las cuatro palabras («lo siento, perdón, gracias, te quiero») hará que la limpieza sea más y más fácil cada vez. Pero es completamente esencial **responsabilizarse al cien por cien de la situación**, de los acontecimientos, pase lo que pase. Ser plenamente consciente no es fácil y no se consigue rápidamente. Requiere tiempo y una práctica cotidiana de Ho'oponopono. Responsabilizarse al cien por cien implica aceptar las cosas, no hacer juicios y soltar lastre. Sólo llegando a ese nivel de consciencia podemos entrar en contacto con el niño interior (*Unihipili*) y el yo superior (*Aumakua*). En ese momento, la limpieza se hará mucho más rápida y fácilmente, cada vez más automática.

Cuando hayas conseguido dicho nivel de consciencia, no sentirás la necesidad de repetir las cuatro famosas palabras. Quizás te baste con decir «gracias, te quiero» o solamente «gracias», pero a partir de un cierto nivel de consciencia, las palabras no importan ya.

## ¿Cómo limpiar sin parar? (Respuesta del Dr. Len)

«Lo más importante es darse cuenta de que todos los problemas emanan de nuestro interior.

»Así, si visito a alguien que resulta tener dolor de cabeza, la pregunta es: "¿Qué pasa en mí para que yo haya experimentado una conexión con alguien a quien le duele la cabeza?". En ese sentido, la limpieza debe hacerse sin cesar. No podemos dejar de limpiar.

»Otro punto es que existe una parte de nosotros llamada niño interior, que los hawaianos llaman Unihipili. Esa parte de nosotros es como el disco duro de un ordenador. Tenemos que trabajar en él para actualizarlo y programarlo para que limpie la memoria automáticamente.

»El subconsciente o Unihipili es el lugar donde se almacena toda la información desde el principio de la Creación. Por eso, si buscas un problema lo encontrarás almacenado en el subconsciente. Tienes que estar dispuesto a enseñar al subconsciente cómo desembarazarte de tanta acumulación, cómo liberar las memorias que crean los problemas».

## ¿Hay algún problema por decir las cuatro palabras regularmente durante la jornada?

¡En absoluto! Muchas personas practican Ho'oponopono sólo cuando se enfrentan a un problema, pero es totalmente insuficiente. Las memorias están en continua actividad y es necesario limpiarlas sin parar repitiendo las cuatro frases:

- Lo siento.
- Te pido perdón.
- Te doy las gracias.
- Te quiero.

O la fórmula más sencilla: «Lo siento, perdón, gracias, te quiero».

Con estas frases, nos vemos obligados a pensar en alguna cosa o persona en particular, porque no sabemos qué memorias serán limpiadas en concreto, lo cual tampoco tiene importancia.

Es importante dirigir estas frases o palabras a nuestro **niño interior** solicitándole de manera precisa que deje ir las memorias (porque se almacenan en él, que hace de disco duro), y después dirigirse al **yo superior** (o alma) pidiéndole que limpie las memorias, con ayuda de la divinidad interior.

Al mismo tiempo que decimos las cuatro palabras dirigidas al yo superior, es conveniente añadir que le confiamos las riendas de nuestra vida, que le damos carta blanca, que confiamos completamente. De ese modo, la limpieza será más profunda y nuestra vida se verá cada vez más brillante.

Podemos hacerlo durante todo el día, en los momentos libres entre una cosa y otra, lo más a menudo posible. Hay muchos momentos en que nos quedamos solos con nosotros mismos..., en el coche, en los atascos, en el ascensor, haciendo cola, paseando por la calle...

Como has visto, estas cuatro frases pueden decirse como un mantra que será más eficaz si vives conscientemente lo que realmente eres:

- Responsable al cien por cien de todo lo que te pase.
- Aceptando totalmente todo.

- Sin juicios.
- Desde la gratitud.
- Soltando amarras por completo.

Verás cómo, al cabo de cierto tiempo practicando de este modo, la limpieza será cada vez más automática y aparecerán cambios sustanciales en tu vida.

## ¿Qué pasa cuando limpiamos las memorias?

La mente o pensamiento consciente (*Uhane*) goza de libre albedrío y es quien toma la decisión de dejar ir las memorias para confiárselas a la divinidad que hay en nosotros, a fin y efecto de limpiarlas.

Una vez que la mente decide tomar la responsabilidad de lo que le pase, al cien por cien, la petición llega al niño interior (*Unihipili*). Él establece la conexión con la supraconsciencia o yo superior (*Aumakua*) quien, a su vez, conecta con la divinidad interior. Cada vez que limpiamos pasa algo que no vemos. ¡Ten confianza! Y recuerda: no permanezcas a la espera de nada. No sabes cómo ni dónde ni cuándo llegará lo que tenga que llegar. Debes permanecer abierto. Escoge ser feliz como un niño y te sorprenderás de lo que puede ocurrir.

## ¿Cuánto tiempo tiene que pasar para ver los resultados de la limpieza?

¡No hay que tener expectativas de ninguna clase! De todos modos, es cierto que en ocasiones los resultados son inmediatos, pero en muchos otros casos se tarda más. No olvidemos que el mero hecho de tener expectativas sobre un resultado hace que la mente intervenga en el proceso y acabe por bloquearlo.

> Lo único que hay que hacer es limpiar rechazando todas las ideas que vengan a la mente y sin preocuparse de lo que vaya a pasar, **no tener expectativas**.
>
> La única expectativa aceptable es **estar en paz**.
>
> Podemos estar en paz si tenemos dinero en el bolsillo, claro, pero si no tenemos un duro, también podemos estarlo, sin preocuparnos por lo que vaya a pasar.

Cuando la paz esté instalada en ti, te llegará una información en un momento preciso, una idea, una solución a un problema, quizás en forma de sincronicidad y de manera inopinada. Encontrarás la solución a un problema. Pueden suceder milagros de cualquier tipo, pero nunca se sabe cuándo. Esta idea nueva, original, inesperada, se llama **inspiración**.

Cabe recordar que la gente pasa por nuestras vidas para darnos la oportunidad de limpiar memorias. Las personas con las que vivimos, con las que trabajamos, son aquellas con las que tenemos más que ver, son las que más nos ayudan a limpiar porque tenemos programas en común. Nunca olvidemos que no están ahí por casualidad.

Limpiamos para estar en paz sin preocuparnos por lo que el destino nos depara. Limpiamos sin esperar un resultado preciso en un espacio de tiempo determinado. La única expectativa es estar en paz, vivir con serenidad.

La elección del tiempo de cambio será la que Dios quiera, no necesariamente la que a nosotros nos gustaría. Pero sabemos que llegará en el momento perfecto.

### ¿Hay que hacer algo especial para conseguir dicha inspiración, para estar en paz?

Siempre se debe limpiar, antes, durante y después de conocer a cada persona nueva, de cada acontecimiento que nos pase. Limpiar constantemente nos ofrece más oportunidades para recibir la inspiración. No hay que hacer nada especial, solamente estar a la escucha de lo que pasa en nuestro corazón. Pero, interiormente, y desde que aparece la inspiración, hay que continuar limpiando a cada momento que tengamos oportunidad para estar abiertos, dispuestos a acoger lo que la divinidad interior nos ofrezca, mirando qué puertas se nos abren. Quizás se produzca un cambio de camino, de dirección, alguna elección que hacer.

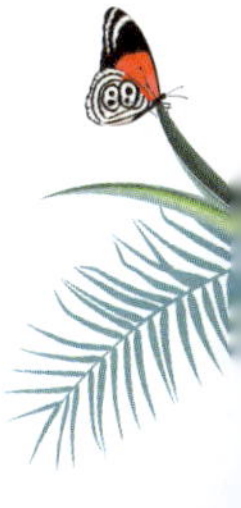

*Cuanto más abiertos y conscientes estemos, más oportunidades se nos presentarán.*

Ocurre que, a medida que limpiamos, aparecen en nuestra vida nuevas experiencias –dolorosas o felices– igual que cuando no éramos conscientes de ello. Pero ahora las comprenderemos mejor y tendremos nuevas oportunidades de limpiar porque ya sabemos hacerlo de manera automática. En realidad, todas esas cosas que nos pasan son oportunidades para evolucionar espiritualmente, para abrirnos al amor y para descubrir lo que verdaderamente somos.

## ¿Cómo no estar a la expectativa cuando uno se pone en acción practicando Ho'oponopono si quien dice acción dice esperar un resultado?

La mente tiene necesidad de tranquilizarse y «quiere» siempre un resultado porque necesita controlarlo todo. Pero la mente no sabe lo que es realmente bueno o beneficioso para nosotros y el hecho de estar a la espera de algo bloquea el proceso y, entonces, no hay nada que se pueda hacer. La mente necesita tranquilizarse y siempre «quiere» un resultado.

Las expectativas son memorias, en definitiva, y se presentan como obstáculos en nuestro camino para impedirnos recibir de manera fácil lo que es correcto y perfecto para nosotros.

Cuando nos damos cuenta de que tenemos expectativas por algo o alguien, es inútil saber si el resultado será bueno o malo, lo único que podemos hacer es desentendernos y volvernos como un niño puro e inocente. Entonces estaremos abiertos a los milagros.

Con Ho'oponopono, le damos toda la confianza (o todo el poder) a la divinidad interior sin esperar ningún resultado concreto. Desde el momento en que empezamos a practicarlo, aprendemos a no querer nada, a no desear nada, salvo estar serenos y en paz, en todas las circunstancias que se nos presenten.

*El objetivo de la práctica de Ho'oponopono es desconectarse lo máximo posible de la mente para conectarse a la divinidad interior.*

No hay nada que podamos hacer para conseguir el resultado que queremos. Dejemos ese tema a las técnicas terapéuticas. Ho'oponopono es más que eso y su único objetivo es sencillo: alcanzar la serenidad. En ese estado, tendrás una percepción diferente de los demás, de los acontecimientos, de ti mismo, se te ocurrirán ideas más claras y eso que llamamos inspiración.

## ¿Podemos limpiar las expectativas?

En la medida en que las expectativas son memorias, sí pueden limpiarse. Nos impiden ver lo que es realmente correcto para nosotros porque salen de la mente. Son un obstáculo en el camino de la evolución. Debemos desentendernos de ellas y dejar que la divinidad decida lo que es bueno para nosotros.

Se limpian las expectativas sobre todo lo que esperamos de Ho'oponopono porque no son más que memorias:
Lo siento y reconozco mi responsabilidad, no sabía que eran memorias, pero ya estoy listo para corregirlo. Para mí no es algo negativo, sino un acto de humildad.
Perdón.
Gracias.
Te quiero…

## ¿Por qué es tan importante nuestra conexión con nuestro niño interior?

El niño interior es esa parte que los hawaianos llaman *Unihipili* y que nosotros llamamos subconsciente.

Recordemos que para ellos, cada individuo está hecho de tres partes:

- *Unihipili*, el niño interior o subconsciente.
- *Uhane*, la madre o consciencia.
- *Aumakua*, el padre o yo superior.

Todas esas partes están ligadas mediante la divinidad interior. Todas nuestras emociones, nuestros miedos, nuestras memorias están almacenadas en el subconsciente, que es el niño interior. También es la parte de nosotros que conecta con el yo superior y la divinidad interior. Por eso es tan importante dirigirnos a él pidiendo que libere, que deje ir todas las memorias.

Se puede hablar al niño interior en cualquier momento del día, en el trabajo, conduciendo, durante una conversación, en una reunión o hablando por teléfono. Es importante dirigirse, tanto como sea posible, a esa parte nuestra, darle las gracias, decirle que la queremos, decirle «gracias», «te quiero».

También le podemos decir al niño interior:

«Gracias por estar atento al funcionamiento de mi cuerpo, gracias por permitirme respirar, por ayudar a mi corazón a latir».

Si un acontecimiento o una relación difícil nos causa dolor o sufrimiento, podemos dirigirnos a él con mucha dulzura y amor para pedirle:

«Por favor, deja ir esta memoria ahora, deja que se vaya, desentiéndete».

Todo lo que pasa en nuestra vida proviene de las memorias almacenadas en el subconsciente o niño interior. Éste no sólo almacena memorias y se encarga del buen funcionamiento del organismo, sino que es también la parte que conecta con el yo superior y la divinidad interior.

Por eso es tan importante mantener ese contacto sin cesar con el niño interior.

Mentalmente, podemos visualizar el niño interior e imaginarlo sentado en el suelo abrazándose las rodillas, replegado sobre sí mismo. Le tomaremos la mano, le hablaremos y lo imaginaremos muy atento a lo que le decimos. Hay que tranquilizarlo, pedirle perdón por haberlo ignorado tanto tiempo, prometerle que ya no lo abandonaremos más, darle las gracias y manifestarle mucho amor.

*En cuanto nos ponemos en contacto con el niño interior, estamos empezando a limpiar. No olvidemos nunca que cualquier momento es bueno para hablarle al Unihipili. Puede convertirse en el compañero perfecto e ideal de cada día.*

## ¿Cómo limpiar automáticamente, incluso durmiendo?

Una práctica habitual en Ho'oponopono, que significa limpiar las memorias continuamente, nos conduce, poco a poco, a elevar el nivel de consciencia y descubrir quiénes somos verdaderamente. El contacto con el niño interior, establecido de forma permanente, constituye ya una parte importante del proceso de limpieza. De esa manera, *Unihipili* limpiará por sí mismo, automáticamente, cuando nos «olvidemos» de hacerlo, porque sabrá que cada vez que aparezca un problema, estaremos dispuestos a responsabilizarnos plenamente de lo que nos ha pasado y que queremos limpiar las memorias que lo han provocado. Así comprendemos mejor por qué es tan importante mantener el contacto con el niño interior. ¡Y se puede hacer 24 horas al día porque el subconsciente nunca duerme!

Por la noche, antes de dormir, se recomienda dirigirse al niño interior para pedirle que deje ir las memorias que vayan apareciendo y confiar la noche, el tiempo de sueño, los sueños mismos, al yo superior. Justo antes de dormir conviene repetir: «Gracias, te quiero; gracias, te quiero; gracias, te quiero». Con esta especie de mantra dejamos atrás todas las preocupaciones, la ira, los problemas del día, para entrar en el sueño con serenidad.

De este modo, es decir, mediante esta práctica cotidiana y asidua, se construye el hábito y el niño interior continuará el trabajo iniciado con el mantra, dejando ir las memorias y confiándolas a la divinidad interior de manera automática. La limpieza se hará automáticamente a condición de responsabilizarnos al cien por cien de lo que nos pasa, de manera consciente.

Los sueños también son memorias y nos brindan la oportunidad de limpiarlas. Por eso es maravilloso tener al niño interior limpiando, incluso cuando dormimos.

## ¿Cómo se desarrolla el proceso de limpieza?

Cuando pasa algo en nuestra vida, como conocer a alguien, un acontecimiento desgraciado, un síntoma ligero o una grave enfermedad, sabemos que es una memoria que se ha reactivado, materializándose en nosotros, esto es, que se manifiesta mediante uno o varios sentidos.

La consciencia tiene, entonces, varios caminos:

- Rumiar el problema para intentar comprenderlo, controlar la situación y no dejar pasar nada. En ese caso, se deja manipular por las memorias sin darse cuenta, porque éstas son inconscientes.
- Desentenderse de las memorias, confiar y borrarlas.

La consciencia goza de libre albedrío, decide lo que quiere. Cuando toma una decisión, le pide al niño interior que libere, deje ir las memorias; luego se dirige al yo superior y a la divinidad interior, y le da permiso para limpiar esos programas mediante la repetición de las palabras: «Lo siento, perdona, gracias, te quiero». La limpieza será automática.

Ho'oponopono es eso también. No tenemos que saber ni comprender qué memoria concreta ha sido la fuente del problema o de la situación, ni su origen ni su evolución. En el momento en que dejamos ir una memoria y confiamos su limpieza a la divinidad, ya no tenemos que hacer nada más. Es como si sólo tuviéramos que «apretar la tecla» diciendo:

- **Lo siento,** porque no sabía que esta memoria estaba en mí pero reconozco mi responsabilidad al cien por cien.
- **Perdón** a los demás y a la divinidad por los juicios y las críticas y perdón a mí mismo por haberme dejado llevar por mis memorias y haberme cerrado al amor. Me pido perdón por haber creído en la realidad del mundo exterior, aun sabiendo que sólo es una ilusión porque es producto de mis memorias.
- **Gracias** a mis memorias por darme la oportunidad de limpiarlas, gracias a mi niño interior por dejarlas ir y a la divinidad por su trabajo.
- **Te quiero,** porque el amor transmutará las energías bloqueadas, que están en el origen del problema y de las memorias.

**¿Qué es lo que hay que limpiar? Por ejemplo, si tenemos falta de ingresos en el trabajo, ¿es más pertinente limpiar las memorias relacionadas con la falta de ingresos o las relacionadas con el trabajo en general?**

En realidad, cuando se practica Ho'oponopono, sólo se puede tener una expectativa: estar en paz. Y cuanta más ansiedad, más miedo a la falta de ingresos.

Para conseguir un estado sereno, es necesario limpiar mucho sabiendo que siempre son las memorias las que crean lo que estamos viviendo.

Así, limpiar memorias debe ser un hábito en todo momento sin pensar en un problema en particular y, por lo tanto, sin expectativas.

En el momento en que conseguimos la serenidad (el Dr. Len lo llama estado «vacío» o estado «cero»), sin miedo y con la mente clara, aparecerá en algún momento una idea que llamamos inspiración, en relación al trabajo o… a un nuevo empleo.

Comprendo perfectamente el deseo de limpiar justo aquello que nos preocupa y que nos esté pasando, por ejemplo la falta de ingresos o el trabajo en sí mismo. Entonces aconsejo la técnica del vaso de agua (*véase* abajo). Pero hay que tener en cuenta que Ho'oponopono es un arte de vivir que nos conduce, poco a poco, a responsabilizarnos completamente y a aceptar lo que nos pasa, soltando lastre. Gracias a una práctica asidua, cotidiana, constante, elevaremos nuestro nivel de consciencia y nos desharemos de los miedos habituales. En ese momento habrá un cambio de percepción de los demás, de los acontecimientos y de nosotros mismos.

**La técnica del vaso de agua**

*Si tienes un problema de salud, o lo tiene un ser cercano, un problema material, un proyecto que no avanza, en resumen, algo que te preocupa, coge un trocito de papel y escribe el nombre de la persona o la cosa que te causa problemas. Sé breve y no tengas expectativas. Pon sobre el papelito un vaso con tres cuartos de su capacidad llenos de agua, dándole al agua la intención de limpiar las memorias relacionadas con la persona o el tema escritos en el papelito. Cambia el agua del vaso dos veces al día. El agua se encargará de hacer la limpieza, lo que te permitirá desentenderte del problema. Luego verás lo que pasa en los días o semanas siguientes.*

## ¿Qué significa «confiar las memorias a nuestra alma»?

Podríamos reemplazar el término «memorias» por «bloqueos emocionales del pasado». ¿De qué pasado? De nuestra vida, de la adolescencia, de la infancia, de la vida intrauterina (quizás esto sea lo más importante), de los padres, los ancestros (que se ha demostrado mediante la psicogenealogía).

Las memorias también son creencias, y las creencias son gafas deformadoras a través de las cuales vemos a los demás, los episodios, la vida, el mundo y a nosotros mismos.

> *Ho'oponopono nos invita a limpiar las memorias, y, por tanto, a quitarnos las gafas deformadoras para ver el mundo tal y como es en realidad, es decir, Amor.*

Nuestra parte consciente (la mente o el ego) no sabe hacerlo porque le gusta añadir más y más creencias para mantenernos en alerta permanente. Es su manera de tenernos bajo control.

Nuestra parte inconsciente es, por el contrario, esa vocecita que escuchamos raramente y que siempre intenta indicarnos el mejor camino. Empezamos a oírla más y más a medida que la «limpieza» se hace más eficazmente y con plena consciencia. Dicha parte inconsciente es el alma.

## ¿Qué quiere decir exactamente «lo siento»?

Decimos «lo siento» a la divinidad que hay en nosotros, a nuestro yo superior y al niño interior. Pero también nos decimos «lo siento» a nosotros mismos. En realidad, estamos diciendo: «Lo siento porque no sabía esto, pero ahora me responsabilizo al cien por cien de lo que está pasando».

Una vez que la consciencia o el intelecto eligen desentenderse, el proceso de transmutación interviene. No tenemos necesidad de saber que está pasando ni cómo ha pasado. Simplemente tenemos que hacerlo.

> *«Tu enemigo te manda el reflejo de todo lo que no te gusta de ti. Te indica exactamente dónde residen tus miedos e inseguridades. Si escuchas lo que dice tu enemigo, sabrás exactamente lo que debes corregir en ti mismo. Sólo el que se opone a ti de este modo puede ser un profesor realmente eficaz».*
>
> **Paul Ferrini, *Amour sans conditions.***
> **Ediciones Le Dauphin Blanc**

## ¿Hay que repetir siempre las mismas frases?

No necesariamente. Cada herramienta es un proceso de limpieza en sí mismo.

«Lo siento» significa: no sabía que tenía esta memoria, me responsabilizo de todo lo que me pasa.

«Perdón», «perdóname por lo que hay en mí que ha creado esto»: te pido disculpas, me pido perdón a mí mismo.

«Gracias»: te agradezco que me des la oportunidad de limpiar las memorias, gracias a mi niño interior, a mi yo superior, a la divinidad y gracias a mí mismo.

«Te quiero»: porque sé que sólo el amor lo cura todo.

«Lo siento, perdón, gracias, te quiero» son herramientas que funcionan como un interruptor que se aprieta para iluminar algo.

Al hilo de los meses, de los años de práctica, la limpieza se hace más fácilmente, a medida que se eleva nuestro nivel de consciencia. Es decir, que nos instalamos más profundamente en el no-juicio, la aceptación y sobre todo en la consciencia de responsabilidad al cien por cien. En ese momento ya no es necesario usar siempre las mismas palabras, quizás nos convengan otras. Cada cual lo sentirá de una manera precisa. Todo depende de la intención que se ponga en las palabras que se digan.

## ¿Podemos decir simplemente «gracias» o emplear otras de igual significado?

Cuando se empieza a practicar, es conveniente decir las cuatro frases como si fueran un mantra. La práctica asidua conducirá a elevar el nivel de consciencia. Cuando se instala el automatismo, se puede decir una sola palabra y bastará con ella para desencadenar la limpieza. Entonces, decir solamente «gracias» puede bastar. Por otra parte, sea cual sea la palabra escogida, actuará de la misma manera. Cuando se dicen esas palabras con plena consciencia, lo más simple es más eficaz. A este nivel, cada palabra contiene el sentido de todas las demás.

Pero también podemos utilizar otras herramientas de limpieza. A medida que limpiamos, nos acercamos al estado de vacío o **estado cero** del que habla el Dr. Len. En ese momento llega la inspiración. Ahí, en esa frecuencia cero, recibimos informaciones, ideas novedosas, y, sin haber pensado en ello, una nueva forma de limpiar nos aparecerá por delante.

*Confiemos, dejemos hacer a nuestra propia inspiración, porque tenemos todas las respuestas encerradas en nosotros mismos.*

No hay un regla fija para limpiar. Utilicemos todo lo que nos parezca mejor para nosotros, sin cuestionarnos nada.

Frecuentemente utilizamos otro método: el del **vaso de agua**. Cuando se nos presenta una preocupación, un problema cualquiera, un proyecto concreto o una persona cercana afectada por una dificultad o enfermedad, cogemos un papelito y escribimos el problema, el proyecto o el nombre de la persona. Luego ponemos encima un vaso con tres cuartos de su capacidad llenos de agua, sabiendo que el agua se cargará durante «la limpieza». El agua debe cambiarse dos veces al día. Ésta es una excelente forma de no pensar en el problema. La solución llegará en el momento adecuado.

## ¿Hay que poner una intención específica cuando se usan las palabras «lo siento, perdona, gracias, te quiero»?

No hay más intención que estar sereno y en paz cuando se pronuncian estas palabras. Cuando limpiamos la casa, ¿ponemos una intención particular? No, salvo el deseo de dejar la casa limpia.

Decir en consciencia estas cuatro palabras nos permite soltar lastre y dar permiso a la divinidad interior para borrar los programas inconscientes, abriendo las puertas que llevan a la paz.

## ¿Se puede aplicar Ho'oponopono a otra persona?

Ho'oponopono es un proceso individual y no puede aplicarse a otra persona, no podemos hacerlo para otros. Practicamos Ho'oponopono para nosotros mismos, para permanecer serenos ante cualquier situación dolorosa o para hacer frente a lo que nos molesta de otros. Sin embargo, tras una limpieza continua de las memorias, vamos consiguiendo un estado de serenidad que se extenderá a nuestro entorno.

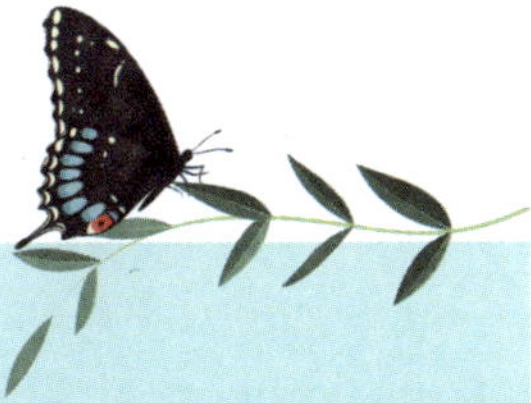

*El único objetivo es estar en paz consigo mismo, sin otra expectativa, y en ese momento nuestro trabajo puede tener consecuencias para el entorno.*

No podemos cambiar nada en los demás, sólo podemos cambiar cosas en nosotros mismos.

Si un ser querido está sufriendo, no hay que olvidar que también son nuestras memorias y nuestras creencias las que han provocado ese sufrimiento, dicho de otro modo, las que han creado la emoción, el sentimiento generado en nosotros. Limpiemos eso que sentimos y abandonemos toda idea de querer algo para esa persona.

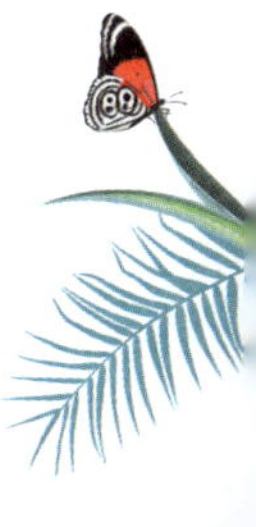

No hay ningún responsable más allá de nosotros. Nosotros somos el problema, nosotros somos los responsables, en nosotros está la solución.

No hay que olvidar que no hay nadie fuera de nosotros. El entorno es la expresión de nuestras memorias o el reflejo de lo que nos molesta y que debemos transmutar en paz y amor gracias al perdón.

Si queremos realmente ayudar a otra persona, dejemos que lo que hay de esa persona en nosotros se manifieste en ella y, luego, limpiemos nuestras memorias, aunque no sepamos qué memorias son. Limpiamos siempre para nosotros mismos y sin esperar resultado alguno. Cuando se le pregunta al Dr. Len cómo conseguía curar enfermedades en el hospital psiquiátrico en el que trabajaba, responde que él nunca curó a nadie, que ni siquiera era su intención curar, que se contentaba con curarse a sí mismo de todas las memorias de enfermedades psiquiátricas y maleantes que había conocido. Limpió incansablemente durante cuatro años y hay que creer que su limpieza personal fue realmente eficaz dado que los treinta pacientes que tuvo se curaron.

## ¿Cómo puede utilizar Ho'oponopono un terapeuta?

Para empezar, Ho'oponopono no es una técnica terapéutica en sí misma, pero es cierto que un terapeuta que lo practica tendrá una visión diferente de sus pacientes.

Gracias a Ho'oponopono, sabe que no hay separación entre él y los demás. Cada paciente que se presenta a su consulta le muestra un síntoma o una enfermedad que resulta ser una creación de sus propias memorias reactivadas.

Limpiando las memorias y soltando lastre, vendrá la inspiración. La inspiración le aporta:

- la palabra justa,
- la técnica mejor adaptada,
- y el acto más apropiado

que ayudará a sus pacientes de la manera más eficaz posible.

El Dr. Len decía que el terapeuta debe limpiar las memorias que tenga en común con su paciente, antes de la visita, durante la sesión y una vez que se haya ido. Yo también procedo de ese modo.

Todos tenemos todas las memorias y no es casualidad si algunos de nosotros somos terapeutas o médicos. Puede que las memorias de las enfermedades estén más presentes en nosotros, lo cual lleva a los pacientes a buscarnos para darnos la oportunidad de liberarnos.

El Dr. Len no calificaba jamás a sus pacientes según sus enfermedades. Él veía en cada uno de ellos una persona, con sus virtudes y sus defectos, pero nada más. Sin ninguna expectativa, él limpiaba sus propias memorias, que habían creado todo lo que veía en los historiales de los enfermos a los que seguía. De ese modo, de vez en cuando le llegaba una idea, la inspiración. Seguidamente, daba consignas y poco después los pacientes se veían encargados de tareas poco comunes en un hospital psiquiátrico: lavar coches, hacer deporte, hacer repostería, etc., tareas que, en definitiva, demostraron ser magníficos gestos terapéuticos.

Casi la totalidad de los pacientes se curaron en un plazo de cuatro años gracias a que el Dr. Len:

- No calificaba a sus «enfermos» por el nombre de su enfermedad.
- Limpiaba sus propias memorias.
- No tenía expectativas.
- Actuaba impulsado por sus inspiraciones.

## ¿Cómo asumió el Dr. Len el cien por cien de la responsabilidad de las acciones de un delincuente?

Responsabilizarse de lo que nos pasa es el primer principio en la práctica de Ho'oponopono. Es una noción que no nos resulta familiar porque hemos sido educados en la idea de que, en toda relación, hay una separación entre nosotros y los demás, entre el otro y yo. Vivimos en una sociedad donde la dualidad es la regla. Se nos ha acostumbrado a percibir toda situación externa como si estuviera separada, extraña a nosotros mismos. Por eso, tomar la responsabilidad de toda circunstancia que aparezca, como enseña Ho'oponopono, nos parece tan difícil, por no decir impensable. Sin embargo, practicar Ho'oponopono consiste en llegar a integrar esta noción de responsabilidad y comprender que toda situación que nos aparezca, que le llegue a uno o más de nuestros cinco sentidos, es el reflejo de algo que hay en nosotros. Son pensamientos, creencias y principalmente memorias que, expresándose en un momento dado, crean tal o cual situación.

Así, ante algunos de los historiales de los enfermos que tenía a su cargo, el Dr. Len decía: «No sé qué hay en mí para haber creado esto [una memoria en él que, expresándose, lo ponía frente a una enfermedad descubierta en un historial], y te pido perdón [a sus memorias, a su niño interior...], te doy las gracias [al niño interior, al alma] por esta oportunidad que se me ha dado para limpiar esta memoria. Te quiero [a su niño interior, a su alma y a sí mismo]». Repetía estas frases hasta que sentía aparecer un estado de serenidad. **En él no había espacio para el juicio, sólo se centraba en sí mismo sin expectativa alguna.**

Encerrado en su consulta, examinaba uno a uno los historiales de sus pacientes y, para cada uno de ellos, repetía las mismas frases como si fueran una plegaria. Decía que no había aceptado ese trabajo para curar enfermos, sino para curarse a sí mismo de las memorias de bandidos, ladrones y asesinos. Eso era responsabilizarse para el Dr. Len.

## ¿Es realmente necesario practicar solo?

Según la tradición hawaiana, el Ho'oponopono se practica por lo general en grupo. La energía así desarrollada es muy poderosa, el perdón hace efecto rápidamente y la serenidad recupera su espacio preponderante en el seno de la comunidad. Ése era su objetivo: vivir en paz. Nosotros hemos experimentado esta energía potente en nuestros numerosos cursillos de Ho'oponopono, que hemos dirigido durante años, y es cierto que la energía de grupo es realmente extraordinaria.

Morrnah Simeona creó un nuevo Ho'oponopono accesible a los occidentales para que pudieran practicarlo individualmente manteniendo su eficacia. Por lo tanto, es posible practicar solo sin que sea una necesidad absoluta.

Como los tradicionalistas hawaianos en la práctica de sus rituales, no olvidemos guardar silencio. No olvidemos que el lenguaje es la herramienta favorita de la mente, lo cual implica que, cuando queremos explicar, argumentar, comprender lo que sea, perdemos la conexión con lo que los hawaianos llaman *Aumakua*, es decir, el «yo superior».

*Adoptar tiempos de silencio es calmar la mente para prepararse de cara a la apertura del corazón. En esos momentos, podemos ser más eficaces porque favorecemos la conexión con Aumakua.*

Soltando lastre, viviendo muchos momentos de silencio y limpiando, tendremos más oportunidades de recibir inspiración.

## ¿Limpiar puede ser una forma de plegaria?

En efecto, podemos decir que limpiar es una especie de plegaria, una forma de rogar, una manera de dar permiso a Dios para darnos lo correcto, lo perfecto para nosotros. No importa la forma que tengamos de hacerlo ni qué herramientas utilicemos.

La petición comienza por la consciencia, o la mente, que decide hacer la limpieza; luego desciende al niño interior, que libera la emoción y suelta las memorias. Finalmente llega al yo superior, y éste confía las memorias a la divinidad interior.

El hecho de limpiar sigue siempre el mismo camino, como una plegaria. La conexión con la divinidad pasa primero por el niño interior y luego por el yo superior (alma). Ambos establecerán conexión con la divinidad interior. También podemos pedir al niño interior que suelte las memorias y dé permiso a la divinidad. No olvidemos que el Ho'oponopono tradicional sólo utiliza el rezo para limpiar y llegar al perdón y la paz.

## ¿Qué diferencia hay entre inspiración e intuición?

- **La intuición** proviene de las memorias que se activan. En realidad no aporta soluciones a los problemas porque, en ese caso, es la mente la que se solicita, haciendo siempre referencia al pasado, y suele conducirnos al error. La intuición no es más que una herramienta del ego.

- **La inspiración** es algo totalmente nuevo, original, es una información nueva, una nueva idea. La inspiración viene de la divinidad interior, del estado cero, cuando la mente abandona todo deseo de control.

La dificultad está en ejercer el discernimiento suficientemente para distinguir entre intuición e inspiración. De hecho, es un aprendizaje. La práctica asidua de Ho'oponopono nos ayuda en esto.

## ¿Se pueden planificar proyectos practicando Ho'oponopono?

Naturalmente, no está prohibido planificar proyectos, ¡todo lo contrario! Pero antes de concretar el fruto de las reflexiones, tienes que limpiar mucho. Es la mente quien establece los planes a partir de una idea. Pero ¿es una idea nueva? Claro que no, lo normal es que sea una idea producida por las memorias. Por eso hay que limpiar hasta que la inspiración venga a confirmar o modificar dicho proyecto. Quizá no tengamos ninguna información nueva durante cierto tiempo, lo cual podría indicar, por ejemplo, que el proyecto debe ser revisado o modificado, o directamente abandonado.

Lo importante es no aferrarse, sino soltar, dejando a la divinidad mandarnos la inspiración.

Permanezcamos siempre abiertos y dispuestos a tomar otros caminos y pasar por otras puertas que se puedan abrir. Estemos a la escucha de la inspiración para no perder ninguna de las oportunidades que se presenten. Ello requiere paciencia, porque no se puede hacer nada bueno cuando nos precipitamos ni cuando «queremos a toda costa». Ello requiere también permanecer a la escucha, muy atentos, a los signos externos. Es lo que llamamos **sincronicidades**. Éstas tienen un sentido profundo y siempre son portadoras de un mensaje. En mi opinión son el lenguaje del alma. Por eso es indispensable desarrollar el sentido del discernimiento, para no caer en la trampa del ego, sino saber reconocer cuándo el alma se dirige a nosotros.

> *Querer perseguir un proyecto a toda costa, sin haber limpiado, es un poco como decirle a Dios lo que es mejor para nosotros. El Dr. Len dice al respecto: «Dios no es tu conserje», lo que significa que no está a nuestro servicio.*

### Mientras se está limpiando, ¿se pueden formular afirmaciones y visualizar?

Me parece que hacer afirmaciones es tratar a la divinidad como un servidor, es como darle instrucciones porque creemos saber lo que será correcto y perfecto para nosotros. Practicando Ho'oponopono, le pedimos a la divinidad que limpie las memorias y la dejamos actuar a su manera porque ella sabe mejor que nosotros lo que nos conviene. ¿Le dirías a un dios qué hacer? La divinidad nos aporta siempre lo bueno y lo correcto, no necesita instrucciones.

Es muy corriente escuchar: «Visualiza, ten pensamientos positivos». Pero tenemos que comprender que la divinidad siempre nos está hablando, lo que pasa es que ahogamos su voz. La ahogamos con los pensamientos que nos dicen qué es lo correcto y, mientras pensamos, no oímos nada más. Los pensamientos provienen de las memorias que se repiten.

Pero la voz está siempre ahí. La luz siempre está, aunque la hagamos callar con nuestras opiniones y creencias... Con Ho'oponopono sólo importa limpiar las memorias para permitir que la luz brille, porque la luz siempre está ahí.

*Formular afirmaciones o hacer visualizaciones no es útil si limpiamos sin cesar.*

## ¿Qué significa aceptar y amar dolores o enfermedades?

Cuanto más nos resistimos a una cosa, más persiste. No aceptar una enfermedad y resistirse a ella sólo sirve para reforzarla, para entrar en lucha y ponerse en modo combate. Y nadie puede curarse en mitad del combate. Al final de una batalla, es rarísimo que haya un auténtico ganador porque el vencedor está tan debilitado como el vencido. Y éste sólo esperará el momento propicio para la revancha. Ése es el fin.

Cuando una enfermedad aparece, lo primero que hay que hacer es **aceptarla**. Y sin embargo, es la actitud contraria a lo que suele verse. Evocamos la injusticia o la mala suerte, que lleva a la ira, al abatimiento y siempre al miedo. Aceptar no es cruzarse de brazos esperando lo peor ni abdicar frente a la fatalidad.

La enfermedad aparece siempre tras un trauma emocional provocado por una situación dramático. Es un mensaje que nos envía el organismo para indicarnos que algo debe cambiar, que algo tenemos que corregir: un miedo, una creencia, una memoria, lo que sea que haya causado el trauma emocional.

La actitud correcta es la de limpiar las memorias en relación con dicha enfermedad y permanecer si expectativas. Y cuando limpiamos, lo hacemos **para estar en paz, en paz con el dolor, en paz con la enfermedad.** No lo hacemos para que el dolor desaparezca, porque eso sería una expectativa.

En el origen de toda enfermedad se encuentra una emoción, un miedo y, en consecuencia, una o varias memorias. El miedo es un sentimiento de no-amor y veremos que, casi siempre, la curación debe pasar por el perdón como paso obligado. Es, por tanto, algo que hay en nosotros, una parte que hemos negado, rechazado, una parte que se ha quedado sin amor.

Sabemos que el amor lo cura todo, por lo que puedo dirigirme a mi dolor, y decir: «Lo siento, porque no sabía que tenía eso en mí, te agradezco que me des la oportunidad de curar ese miedo (o esa memoria), te quiero», repitiendo la frase tantas veces como sea necesario. Es un acto de no-resistencia, una puerta abierta al camino que conduce a la curación.

## ¿Qué nos enseña el Ho'oponopono sobre el sentido de la vida?

Para Morrnah, la práctica de Ho'oponopono debe conducirnos a un estado de paz interior, y ése es el objetivo de la enseñanza espiritual que transformó. Pero para ella, Ho'oponopono, tal como lo concebía, debía llevarnos a responder esta cuestión fundamental que la humanidad se plantea desde la noche de los tiempos: «¿Quién soy?».

> Hemos venido a esta reencarnación para reparar, corregir, abandonar lo que hay en nosotros y descubrir quiénes somos en realidad. Al soltar, al transmutar la opacidad de las memorias en luz, redescubrimos nuestro **verdadero ser**.

¿No hemos reencarnado realmente para trabajar, acumular riqueza, hacer dinero o tener varias relaciones amorosas? ¿No será que hemos venido para rasgar el velo, ese caparazón que constituyen las memorias, y descubrir el ser luminoso y perfecto que somos en verdad?

Ho'oponopono nos hace tomar consciencia de ello y nos permite responder: «Yo no soy mi cuerpo. Yo soy, ante todo, un ser de luz, un alma venida al mundo para vivir experiencias en la materia».

## ¿Qué relación hay entre el Ho'oponopono y la ley de la atracción?

Lo que tienen en común es el reconocimiento del entorno, el mundo exterior es creación de lo que somos a través de nuestros pensamientos, de nuestras creencias. Si cambiamos algo en nosotros mismos (miedos, ideas, creencias), entonces no sólo cambiará nuestra vida, sino también nuestro entorno.

- **La ley de la atracción** nos invita a atraer a nuestra vida lo que deseamos. Podemos, por ejemplo, querer escribir un libro, luego querer que sea publicado y que tenga éxito para que su mensaje se difunda ampliamente. Para que los pensamientos puedan concretarse en materia, se aconseja pensar muy a menudo en lo que deseamos y permanecer enfocados en el objetivo. Nosotros lanzamos el deseo y el Universo responderá. Dicho de otro modo, empezamos por pedir y nos dedicamos a esperar.

Actuando de ese modo, es como si le dijéramos a la divinidad lo que queremos y, en consecuencia, creemos que somos nosotros los que sabemos lo que nos conviene. En realidad, no nos damos cuenta de que el ego lleva las riendas porque es él quien nos dicta su voluntad manipulando nuestro pensamiento y nuestros deseos. Son deseos del ego, en realidad.

- **Ho'oponopono** es diferente, completamente opuesto. Le damos permiso a la divinidad interior para guiarnos dado que nosotros no sabemos qué es lo correcto y lo perfecto para nosotros mismos. No le decimos lo que tiene que hacer ni le pedimos nada. El Ho'oponopono nos dice que sólo la divinidad (o el Universo, o la Fuente...) sabe lo que es correcto para nosotros.

Con Ho'oponopono ya no estamos en el «Quiero», «Deseo», «Necesito». No queremos nada, no deseamos nada, salvo conectar con la divinidad, ser libres y permanecer serenos.

Cuando limpiamos sinceramente las memorias que llegan, se abre una vía entre la mente (o ego) y el alma. La mente deja de actuar, deja de controlar, deja de desear, no pide nada; es el alma quien coge las riendas. Es un soltar lastre total, sincero y consciente y, en ese momento, el perdón abre la puerta para conducirnos hacia la luz.

La ley de la atracción y el Ho'oponopono no son lo mismo, es decir, no se expresan en el mismo nivel de vibración. La primera es muy vendible porque propone a todo el que la emplea la posibilidad de realizar concretamente todo lo que desea, ¿no es maravilloso? Aplicando la ley de la atracción, podremos (hipotéticamente) atraer la abundancia a la vida, ser rico, tener éxito, materializar los sueños, etc. Dicho así, suena fantástico.

Pero ¿realmente es así? Bueno, evidentemente algunas veces pasa, hay que admitirlo, pero también hay que tener en cuenta que a menudo se reciben «palos» de vuelta… A pesar de ello, debemos reconocer que la ley de la atracción funciona, sobre todo para los que venden ese método.

Por lo tanto, estamos de acuerdo en que la ley de la atracción puede funcionar. Lo que no se nos dice es que, si queremos atraer abundancia, quizás la consigamos, pero también puede pasar que acabemos conociendo la penuria. Si queremos éxito, quizás lo consigamos, pero podría ser que nos encontrásemos con el fracaso. ¿Por qué? Porque la mente no conoce la ley de la unidad: cuando pedimos el lado luminoso de algo, podemos conseguirlo, pero en algún momento también puede aparecer su lado sombrío.

> Para conseguir los resultados deseados, antes hay que hacer un **largo trabajo preparatorio** de limpieza de las memorias, una transformación de los miedos y las dudas. Sin ello, no conseguiremos aquello que deseamos y, además, nos arriesgaremos a sufrir el problema que va ligado a lo que queríamos.

Si practicamos Ho'oponopono, no de la manera en que mucha gente lo entiende, esto es, como una «técnica» para hacer desaparecer todo «lo negativo» para quedarnos con «lo positivo», sino con el sincero espíritu de los hawaianos o de la misma Morrnah Simeona, en el perdón verdadero, la serenidad, el amor, buscando la conexión con nuestro yo superior, entonces todo será posible. En ese caso, no se pide nada, no se está a la espera de un resultado concreto, porque la expectativa es un ámbito mental.

*La ley de la atracción habla de deseos, necesidades, y es la mente la que se expresa porque ése es su vocabulario. Con Ho'oponopono, el corazón se abre y el alma actúa. (La magia de Ho'oponopono es, simplemente, eso).*

¿Qué relación hay entre las enseñanzas espirituales del Ho'oponopono que quería Morrnah Simeona –cuya base es el perdón para liberarse de los miedos para conseguir la paz y la libertad, para permitirnos descubrir y conectarnos con el ser espiritual que somos– y la ley de la atracción, cuyo objetivo es la realización de los deseos?

Ho'oponopono pertenece al mundo del corazón y del alma, mientras que la ley de la atracción pertenece a la mente y el ego. Situar ambos conceptos en paralelo puede traducirse en una falta de comprensión de lo que realmente es esta maravillosa filosofía hawaiana y, en todo caso, en una práctica sobre uno mismo demasiado limitada y como mínimo incompleta.

Un globo aerostático sube naturalmente, sin que tengamos que pedírselo, e irá allá donde lo lleve el viento. Para ello, habrá que quitarle el lastre necesario. En nuestro caso, hay que limpiar los miedos, las creencias, las memorias que nos hacen pesados y, de ese modo, ascenderemos naturalmente hacia el camino que nos está destinado.

Veamos lo que decía el Dr. Len cuando se le preguntaba sobre la relación entre el Ho'oponopono y la ley de la atracción:

> «Bien, antes de nada, no se puede tratar a la divinidad como si fuera un conserje.
>
> »No podemos decir: "Voy a limpiar y quiero que pase tal cosa".
>
> »Querer una cosa es un deseo. ¿Conoces la definición de deseo? La definición de deseo es estar lejos del Padre. Cada vez que quieres algo es un deseo. Y con ello nos alejamos del ojo de Dios.
>
> »Por eso, con Ho'oponopono eliminamos el deseo, al que denominamos "repetición de las memorias", para poder estar a cero, ser un corazón puro.
>
> »Ho'oponopono nos conduce a volver al estado original de un corazón puro».

El Dr. Len también dijo:

> «¿Qué es la ley de la tracción?
>
> »Bien, primeramente, sólo Dios lo sabe. Y podemos decir Dios y el "YO SOY". Se puede llamar Dios, YO SOY, a lo

que sea. Yo prefiero llamarlo "YO". Y en el momento en que comprendo que sólo Dios sabe, entonces debo estar en conexión con Él, y dicha relación consiste en aceptar la responsabilidad al cien por cien de todo lo que me pase y experimente, como juicios, como problemas».

## ¿La enseñanza del perdón puede formar parte de la educación?

La enseñanza del perdón debería formar parte de la educación, incluso debería ser una parte esencial de la misma.

¿Cómo enseñarle el perdón a un niño? Se le puede explicar, y si está dispuesto a escuchar, entonces perfecto…

Sin embargo, comprender el sentido de esas palabras es bastante difícil para un niño, salvo si los padres, sus maestros y su entorno más cercano predican con el ejemplo, porque entonces encaja perfectamente.

No hay mejor imitador que un niño. Una cosa que sabe hacer a la perfección es reproducir lo que ve y lo que oye. Es su forma de aprender. Si no oye a nadie a su alrededor juzgar ni criticar a nadie, ni a sí mismo, si no ve a nadie próximo quejarse de la gente o de los acontecimientos exteriores, sino muy al contrario, los ve aceptar y responsabilizarse de todo lo que ocurra, con humildad, amor y alegría, ¿cómo vamos a pensar que él viva de otro modo que no sea en un mundo de perdón y amor?

*No se puede enseñar lo que no se experimenta en uno mismo, sobre todo cuando se trata del perdón.*

*El perdón no es la consecuencia de un cálculo. No es producto de la mente. El perdón es una cosa innata que sale de lo más profundo de uno mismo, que sale del corazón.*

Por eso creo que en un entorno donde cada cual acepta lo que pasa y reconoce su propia responsabilidad, en un entorno donde el juicio no tiene cabida, el perdón se convertirá para el niño en una actitud innata y natural.

En la actualidad, los discursos sobre Ho'oponopono difieren a menudo unos de otros. ¿Cómo saber si un discurso es auténtico o no?

Ho'oponopono es, en primer lugar, un ritual ancestral hawaiano para el perdón, así que, al mismo tiempo, podemos decir que es una enseñanza espiritual que se ha transmitido oralmente durante siglos. En la actualidad, Ho'oponopono es bien conocido en el mundo occidental. ¿Qué tienen en común la versión tradicional con la occidental?

Morrnah Simeona ha provocado fuertes controversias entre los tradicionalistas tras haber implementado su «nuevo Ho'oponopono».

En efecto, ella ha modificado mucho esta práctica hasta el punto de que, durante un tiempo, ella misma quiso darles otro nombre a sus enseñanzas. Pero al final decidió seguir llamándolas Ho'oponopono porque este nombre es portador de una gran energía, por muy modificada que esté la forma de practicarlo y su finalidad. A partir del ritual de perdón y reconciliación tradicional, Morrnah ha construido una verdadera enseñanza espiritual. Para ella, la finalidad del Ho'oponopono es:

**Estar en paz.**

Poder responder a la pregunta:

**«¿Quién soy?».**

Hasta ahora, Ho'oponopono se practicaba en los pueblos o en las pequeñas comunidades y su objetivo era restaurar la paz entre la gente gracias al perdón. Morrnah quiso conservar esa misma filosofía pero impregnada por su educación católica y por el budismo, creando así una enseñanza espiritual.

Al hilo de su práctica, el Dr. Len simplificó poco a poco el proceso, reduciendo las plegarias a un mantra. Pero no sólo eso: introdujo una noción que denomina **estado «vacío»** o **estado «cero»**, dos expresiones suyas para explicar un estado de serenidad total que se obtiene tras una larga y asidua práctica, vivida en el instante presente, en silencio y lejos de la presión de la mente o del ego. En esto se puede decir que se aleja de la enseñanza de Morrnah.

Mi mujer, Maria-Elisa, y yo mismo, nos hemos inspirado en las enseñanzas del Dr. Len sin haber tenido que asistir a sus cursillos y permaneciendo lo más fieles posible a las enseñanzas de Morrnah Simeona. Hemos estudiado muy atentamente las conferencias y las intervenciones del Dr. Len, las cuales hemos visto en vídeo.

Nosotros enseñamos Ho'oponopono desde 2008, y hemos escrito una decena de libros al respecto. Sin embargo, lo que nosotros enseñamos no se parece para nada al ritual Ho'oponopono del perdón, practicado en Hawái según la tradición ancestral, ni a las enseñanzas de Morrnah Simeona ni del Dr. Len, aunque nos aproximemos en espíritu.

Mi mujer y yo hemos sido invitados a París por los organizadores del II Festival de las Artes de Hawái, en julio de 2014. Querían ver cómo entendíamos y practicábamos en Francia el Ho'oponopono. Maria-Elisa fue invitada a hablar, ante un numeroso público, la mayoría del cual era hawaiano. Entre ellos, una cuentacuentos particularmente atenta. Más tarde nos contó que ella había conocido personalmente a Morrnah Simeona y por eso quería saber lo que decíamos sobre el Ho'oponopono. Confesó haberse sorprendido agradablemente por lo que descubrió en la conferencia de Maria-Elisa, porque el espíritu de nuestra enseñanza permanecía muy próximo al de Morrnah, aunque su forma sea muy diferente.

Maria-Elisa y yo practicamos Ho'oponopono desde 2006 y es el fruto de esta experiencia lo que nosotros transmitimos. Sin embargo, desde hace algún tiempo nos preguntamos seriamente si debemos continuar llamando Ho'oponopono a lo que practicamos y enseñamos. Por eso creamos un sitio web llamado «ELI-PONO». Seguimos enseñando el perdón, que es la base del verdadero Ho'oponopono, pero la manera de practicarlo es diferente de la tradicional hawaiana.

No hemos asistido a los cursillos del Dr. Len. La razón principal es que se nos pidió, en el momento de la inscripción, firmar un contrato en el cual nos debíamos comprometer a transmitir exactamente el conocimiento recibido en el curso. Eso nos pareció raro y, en cualquier caso, poco adecuado a nuestros principios, que consisten en transmitir al mayor número de personas lo que nosotros hemos aprendido, particularmente este tipo de enseñanza. Así que decidimos seguir nuestro aprendizaje solos. Nosotros hemos progresado hasta integrar lo esencial de esta enseñanza mediante la práctica constante y asidua, por lo tanto es fruto de nuestra experiencia. Y no tuvimos más opción dado que, en esa época, no había cursos de Ho'oponopono ni en Francia ni en Europa. Cabe señalar que Ho'oponopono no es una enseñanza clásica.

**Es, ante todo, una enseñanza espiritual que, más que practicarse, se aprende.**

A pesar de todo, lo comprendo. Ho'oponopono ahora se conoce mucho más gracias a una cantidad impresionante de vídeos y libros cuyo título contiene la palabra «Ho'oponopono». Hay libros de Ho'oponopono para parejas, para familias, para niños, para encontrar la misión en la vida, para curar, para cumplir sueños, para atraer el éxito, para crear tu propia vida, etc. Se ha puesto de moda. Algunos plantean que el mantra debe decirse en un orden preciso y en ningún otro, de lo contrario pierde su eficacia. El nombre Ho'oponopono en la tapa de un libro parece asegurarle el éxito de antemano. Algunos no dudan en titular sus publicaciones como «Nuevo Ho'oponopono» o «El auténtico Ho'oponopono». Frente a estos calificativos, creo que se puede comprender la estupefacción –e incluso la irritación– de los hawaianos fieles a su tradición ancestral.

Para concluir, podemos decir que la verdad no pertenece a nadie. Cada aproximación es personal, diferente y con su propia razón de ser. A cada aproximación a Ho'oponopono corresponde un nivel de vibraciones que le es propio y que atraerá a personas que tienen necesidad de dicho nivel vibratorio. Y cada nivel es una etapa del camino de la evolución que cada cual debe tomar. Por lo tanto, no hay que polemizar sobre cuál es más auténtico.

*Ho'oponopono, tal y como nosotros lo recibimos y lo transmitimos, sigue siendo una magnífica enseñanza del perdón que, abriéndonos las puertas de la paz y del amor, nos muestra el camino del despertar.*

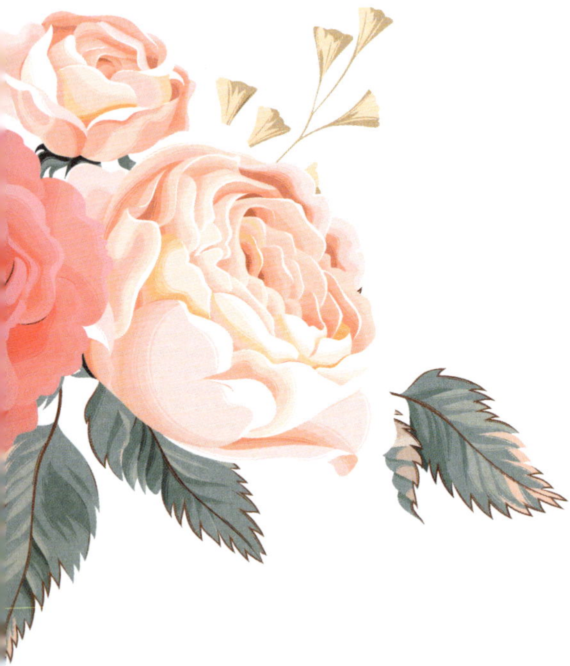

**Plegaria de Morrnah Simeona**

*«Creador divino, padre, madre e hijo,*
*todo en uno…*
*Si yo, mi familia, mis padres y ancestros*
*han ofendido a tu familia, a tus padres*
*o a tus ancestros*
*con pensamientos, palabras, obras y*
*actos*
*desde el principio de la creación*
*hasta ahora,*
*te pedimos perdón…*
*Haz que sean limpiadas, purificadas,*
*liberadas*
*y cortadas todas las memorias,*
*bloqueos,*
*energías y vibraciones negativas,*
*y transmuta esas energías indeseables*
*en luz pura…*
*Que así sea».*

# Índice